NOTICE

SUR LES

EAUX POTABLES

DE VICHY

PAR

LE DOCTEUR LAVIGERIE

MÉDECIN CONSULTANT A VICHY

CHEVALIER DE LA LÉGION-D'HONNEUR

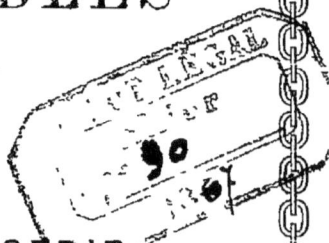

VICHY

C. BOUGAREL, ÉDITEUR

Libraire de l'Empereur

PARIS

J.-B. BAILLIÈRE ET FILS

Libraires

1867

NOTICE

SUR LES

EAUX POTABLES

DE VICHY

PAR

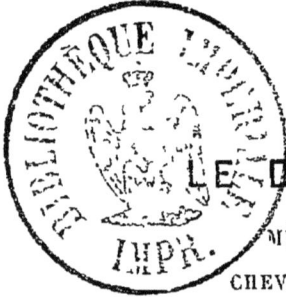

LE DOCTEUR LAVIGERIE

MÉDECIN CONSULTANT A VICHY

CHEVALIER DE LA LÉGION-D'HONNEUR

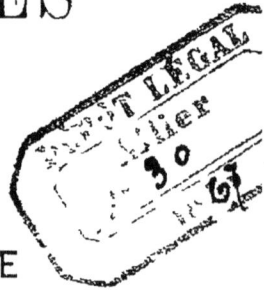

VICHY

C. BOUGAREL, ÉDITEUR

Libraire de l'Empereur

PARIS

J.-B. BAILLIÈRE ET FILS

Libraires

1867

AVANT-PROPOS.

Les médecins qui exercent à Vichy ont presque tous publié, sur les sources minérales de cette station, des travaux sérieux, fruit d'une longue et intelligente observation. Ils ont démontré l'efficacité de ces eaux dans un certain nombre de maladies, notamment dans les affections chroniques des organes abdominaux, et, chaque année, plus de vingt mille personnes viennent demander à nos thermes la santé qu'elles ont perdue.

Beaucoup s'en retournent guéries, quelques-unes soulagées : le plus petit nombre n'éprouvent aucune amélioration. A quoi tiennent ces rares insuccès ? Je suis persuadé que la plupart dépendent de la mauvaise qualité de l'eau que l'on boit dans quelques maisons.

On sert, sur les tables de Vichy, ou de

l'eau excellente, celle de l'Allier, ou de l'eau détestable, celle des puits de la localité. M. Devergie a déjà fait le procès de cette dernière, dans une lettre lue à l'Académie de médecine en 1859. Ses reproches mérités ont peut-être décidé l'exécution des travaux qui ont été entrepris pour distribuer l'eau de l'Allier dans toute la ville. Quoi qu'il en soit, ce bienfait n'a pas été assez généralement apprécié : bien que les hôtels de premier ordre aient compris la nécessité de proscrire chez eux les eaux de puits, quelques maisons n'ont pas suivi ce bon exemple.

Convaincu que l'usage de ces eaux est de nature à nuire aux bons effets du traitement thermal, je veux par ce modeste travail appeler l'attention sur ce point d'hygiène encore peu étudié, et je serai heureux si je peux contribuer à faire perdre tout-à-fait une habitude que je crois très-pernicieuse.

I.

Considérations générales sur les eaux potables.

La question des eaux potables est une de ces questions brûlantes qui ont le privilége d'attirer constamment et dans tous les pays l'attention publique. C'est que, depuis l'antiquité la plus reculée, on a regardé l'eau comme exerçant une influence considérable sur la santé. Dans son traité *des Airs*, *des Eaux et des Lieux*, Hippocrate s'exprime ainsi : « Je veux exposer « maintenant ce qui est à dire sur les eaux, et « montrer quelles eaux sont malsaines, et quelles « sont très-salubres, quelles incommodités et « quels biens résultent des eaux dont on fait « usage, car elles ont une grande influence sur « la santé. » Les magnifiques aqueducs cons · truits par les Romains témoignent encore de l'importance qu'on attachait de leur temps à la pureté et à l'abondance de l'eau. Vitruve. qui

s'était occupé de résumer tout ce qu'on savait
de son temps sur cette question , pouvait se
vanter de reconnaître à l'aspect des habitants
d'un pays, à leur état de santé, de maladie ou
de langueur , la valeur des eaux que l'on y
buvait. Ces croyances se sont perpétuées d'âge
en âge, parce qu'elles sont basées sur l'observation. La reine Blanche faisait toujours servir
sur sa table de l'eau de la source des Paunats,
près d'Avallon, renommée pour sa limpidité et
sa pureté. Dans les pays où l'on ne boit que de
l'eau, on attache une plus grande importance
encore à la qualité de ce liquide, et les hydro-
potes consommés ont le palais si exercé à cet
égard, qu'ils reconnaissent et savourent l'eau du
Tibre et de l'Euphrate, comme nous un bon vin.

Il serait presque superflu d'insister sur cette
croyance, pour ainsi dire innée, si un savant,
dont le nom a pourtant une grande autorité,
n'avait soutenu en pleine Académie de médecine, il y a quelques années, que l'eau, chargée
d'une grande quantité de principes minéraux,
est aussi bonne pour la santé que celle qui n'en
contient qu'une faible proportion. Les faits que
j'aurai l'occasion de citer plus bas donnent un
démenti formel à cette assertion.

Nier cette action puissante sur l'organisme, c'est nier la physiologie elle-même. Quel rôle important l'eau n'est-elle pas appelée à jouer dans l'économie ! A peine ingérée, elle se trouve en contact avec un liquide alcalin, la salive, puis avec un liquide acide, le suc gastrique ; elle est absorbée et va se mélanger au sang, qui est alcalin ; avec lui, elle se répand dans tout le corps, où elle va former la base de toutes les humeurs, de toutes les sécrétions. Cette eau sera bile, urine, sueur, salive, suc gastrique, pancréatique, intestinal ; elle subira mille transformations, mille élaborations, dont le secret nous échappe, mais dont nous saisissons les résultats. Est-il possible d'admettre qu'elle puisse charrier indifféremment pour notre santé les principes les plus divers ? Que les différents liquides physiologiques récrémentitiels, qui sont le produit de l'action vitale, n'auront pas à souffrir, dans certains cas, de la nature des substances au milieu desquelles ils se formeront ? Qu'enfin l'acidité ou l'alcalinité d'une eau ne peut pas réagir sur les humeurs, qui, toutes, ont une réaction déterminée ?

Non : le scepticisme ne parviendra pas à pré-

valoir sur le bon sens et le raisonnement ; et l'Académie de médecine elle-même a affirmé les principes que nous soutenons ici.

Nous avons donc pour point de départ un
principe admis de toute antiquité, et basé sur la
physiologie : à savoir que l'eau a une grande
influence sur la santé.

En quoi consiste cette influence ? Quels sont
les principes, minéraux ou organiques, qui
l'exercent le plus ? Quelle est la nature de leur
action, et, spécialement, quelles sont les maladies qu'ils peuvent occasionner ? Autant de
questions que la science moderne ne peut qu'im-
parfaitement résoudre, et qui ont pourtant une
importance considérable. Les médecins du
monde entier devraient, par des observations
attentives, faites dans les localités où ils exercent,
contribuer à l'histoire de *l'eau considérée comme
cause des maladies.* Ce serait certainement un
service immense rendu à la médecine.

II.

Analyse des eaux potables de Vichy, provenant
de l'Allier, du Sichon, et de la source de Font-
fiolant, comparées avec celles de quelques puits.

PROVENANCE DE L'EAU.	Degrés hydrotimétriques.	Chlorure de sodium. Par litre.	Matières organiques.
		g. c.	
Allier (par beau temps)	4	0,04	traces.
Allier (après un jour de pluie).	6	0,04	id.
Sichon.	5	0,05	id.
Source de Fontfiolant	32	0,08	id.
Un puits, rue du Parc.	70	0,26	abond.
id.	64	0,17	id.
id.	63	0,15	id.
id.	68	0,16	id.
id.	100	0,50	id.
Puits, boulevard Napoléon . .	48	0,24	id.
Puits, rue Cunin-Gridaine. . .	73	0,20	id.
id.	68	0,26	id.
Puits, rue de Nîmes	45	0,07	id.
Puits, rue Burnol	55	0,28	id.
Puits, rue de l'Hôpital. . . .	62	0,17	id.
Autre puits , même rue (1). . .	42	0,60	id.
Puits, rue de la Prune.	49	0,10	id.
id.	46	0,08	id.
Puits, rue de Paris	76	0,20	id.
Puits, rue Montaret	64	0,20	id.
Puits, rue du Rosier.	48	0,07	id.

(1) Ce puits, situé dans le voisinage de la source de
l'Hôpital, donne de l'eau de Vichy. Il renferme 5 grammes
de bicarbonate de soude par litre.

D'après l'*Annuaire des Eaux de France*, une eau peut être considérée comme bonne et potable quand elle est fraîche, limpide, sans odeur, quand sa saveur est très-faible, qu'elle n'est surtout ni désagréable, ni fade, ni salée, ni douceâtre, quand elle contient peu de matières étrangères, quand elle renferme suffisamment d'air en dissolution, quand elle dissout le savon sans former de grumeaux, quand elle cuit bien les légumes.

Si l'on remarque que cette définition semble surtout faire dépendre la qualité d'une eau de la quantité de sels de chaux qu'elle contient, puisque ce sont les sels de chaux qui rendent l'eau fade, douceâtre, qui l'empêchent de dissoudre le savon et de cuire les légumes, on se convaincra du service capital qu'ont rendu à l'hydrologie MM. Boutron et Boudet, en la dotant des procédés hydrotimétriques. Le degré hydrotimétrique d'une eau indiquant à très-peu près la quantité en centigrammes de sels de chaux et de magnésie contenue dans un litre de l'eau examinée, et pouvant être obtenu très-rapidement, il devient très-aisé de s'éclairer sur la valeur d'un puits ou d'une source. On admet généralement qu'une bonne eau ne doit pas dépasser 25 à 30 degrés hydrotimétriques.

Partant de ces données, et jetant les yeux sur le tableau ci-dessus, il est aisé de se faire une opinion immédiate sur la valeur relative des eaux que l'on boit à Vichy. On constate immédiatement que les eaux de puits sont toutes très-mauvaises , quoique à des degrés divers ; que l'eau de l'Allier et celle du Sichon, au contraire, sont d'excellente qualité relativement aux précédentes, et même d'une manière absolue. Qu'on en juge plutôt par le tableau suivant, où les degrés hydrotimétriques de l'Allier et du Sichon sont mis en regard de ceux de quelques autres cours d'eau de France (1) :

		Aube.	17	80
		Gironde .	21	30
		Dordogne	4	50
		Durance ,	15	»
		Escaut.	24	50
		Garonne	11	»
Allier.	4 »	Isère.	11	»
Sichon .	5 »	Loire.	5	50
		Marne	23	»
		Oise .	21	»
		Rhône .	17	25
		Seine.	15	»
		Somme .	14	»
		Yonne .	15	»

(1) Ces derniers sont empruntés à l'ouvrage de MM. Boutron et Boudet.

Comme nous l'avons dit plus haut, le degré hydrotimétrique n'indique pas seulement la quantité approximative de sels de chaux ; les sels de magnésie sont compris aussi dans cette évaluation : nous avons jugé intéressant de rechercher dans quelle proportion relative ces deux classes de sels figuraient dans la composition de quelques eaux de puits, d'un degré hydrotimétrique déterminé. Il a fallu, pour cela, procéder à l'analyse quantitative des substances minérales. Parmi les résultats obtenus, nous citerons les suivants :

Eau d'un puits, rue du Parc, marquant 70° hydrotimétriques.

Sels de magnésie.	0 ᵍ 025
Carbonate de chaux	0 60
Sulfate de chaux.	0 17
Chlorure de sodium	0 26
	1 28

Eau d'un puits, rue de Paris, 76° hydrotimétriques.

Sels de magnésie.	0 ᵍ 025
Carbonate de chaux	0 27
Sulfate de chaux.	0 602
Chlorure de sodium	0 20
	1 097

On voit, d'après ces deux analyses, qui ne s'éloignent pas sensiblement des autres, sous ce rapport, que les sels de magnésie ne se trouvent pas ici en quantité assez appréciable pour agir défavorablement sur la santé.

Le chlorure de sodium figure partout, dans ces eaux de puits, pour un chiffre assez élevé.

Enfin les matières organiques, facilement décélées par le chlorure d'or, y sont abondantes.

En somme, l'analyse nous révèle des quantités de sels de chaux, de chlorure de sodium et de matières organiques beaucoup plus considérables que celles qui sont attribuées généralement aux bonnes eaux potables. Nous sommes conduits naturellement à examiner si ces substances peuvent, à cette dose, être réellement nuisibles à la santé, et nous abordons la partie hygiénique et médicale de notre sujet.

III.

Influence des sels calcaires, du chlorure de sodium et des matières organiques, sur la qualité d'une eau.

§ I. SELS CALCAIRES.

On est généralement d'accord sur ce point que 15 à 30 centigrammes de sels calcaires par litre d'eau, ne nuisent pas à sa bonne qualité. Quelques auteurs sont même d'avis que la présence de cette petite quantité de chaux est très-utile à l'alimentation. On connait les expériences de M. Chossat et de M. Boussingault. M. Chossat 1842) entreprit de nourrir des pigeons avec du blé pour aliment unique: les animaux engraissèrent d'abord et augmentèrent de poids. Au bout de deux mois, ils se mirent à boire avec excès et à prendre jusqu'à huit fois plus de boisson que dans l'état normal, puis ils maigrirent,

et finalement ils succombèrent du 8e au 10e mois.
M. Chossat s'assura que leurs os s'étaient
amincis, et que le phosphate de chaux, qui entre
dans leur composition, avait disparu. On en a
tiré la conclusion que les animaux augmen-
tent instinctivement leur boisson, lorsqu'on di-
minue la portion de principes calcaires renfer-
mée dans leurs aliments, que, par conséquent,
ils utilisent pour leur nutrition les sels de
chaux contenus dans l'eau.

M. Boussingault s'est livré, sur l'ossification
du porc, à des expériences qui l'ont conduit aux
mêmes résultats. Ayant constaté que la quantité
de chaux assimilée par les porcs, dans un temps
donné, était supérieure à celle contenue dans
leurs aliments, il en tira la conséquence que la
chaux en excès provenait de leur boisson. Bien
que ces résultats aient été contestés par M. Gri-
maud de Caux, ils sont admis aujourd'hui par la
majorité des hydrologues.

Reconnaissons donc que l'eau doit contenir
des principes calcaires. Admettons même avec
M. Dupasquier que le bicarbonate de chaux
qu'elle renferme le plus souvent, est de nature
à favoriser la digestion, en saturant une partie

de l'acidité du suc gastrique, et en développant la formation d'un peu d'acide carbonique.

Mais si les sels calcaires dépassent une certaine limite, ce qui pouvait être considéré comme un avantage devient un inconvénient sérieux. Cette limite, au delà de laquelle les eaux sont dites dures, crues, et sont impropres à la boisson est de 0g 25 à 0g 30 par litre. A ce degré elles sont encore propres au savonnage, et peuvent ne pas exercer une action nuisible sur l'organisme, mais lorsque le chiffre de sels calcaires atteint 0g 40, 0g 50 et au-dessus, il n'en est plus de même.

On a attribué aux eaux trop fortement calcaires la production d'un grand nombre de maladies. Sans doute, il a pu se glisser dans quelques-unes des observations, des causes d'erreur, mais il est rationnel de tenir un compte sérieux du grand nombre de faits de ce genre consignés dans la science.

Examinons d'abord ce qui se passe à l'état normal, lorsqu'une personne, dans un état physiologique parfait, est appelée à se servir pour la première fois d'une eau de la nature de celles dont nous parlons Cette eau, avant d'être prise

en boisson, a servi à la cuisson des aliments ;
mais il n'est pas possible qu'elle les ait cuits suffisamment: bouillie avec de la viande, des légumes, elle y a rencontré de l'albumine, de la fi-
brine, des acides qui, avec la chaux dont elle
est chargée, ont formé des combinaisons insolu-
bles, sorte de vernis qui s'oppose à la pénétration
des parties intérieures, à leur ramollissement, à
leur cuisson. Cet inconvénient est surtout mani-
feste pour les légumes. Voilà donc des aliments
mal préparés, et qui, ou seront incomplètement
digérés, ou exigeront, pour être assimilés, un
travail mécanique supplémentaire, et une plus
grande quantité de sucs gastrique, biliaire,
pancréatique, intestinal : de toute manière nous
devons prévoir une fatigue pour l'économie.
Mais, pendant les repas, cette eau va intervenir
comme boisson. Lorsqu'elle sera ingérée pure,
elle s'opposera par son goût fade et douceâtre, à
la sécrétion de la salive; ses inconvénients seront bien plus grands lorsque, soit pure, soit
mélangée de vin, elle parviendra dans l'estomac.
Le carbonate de chaux en excès qu'elle contient
en neutralisant l'acide lactique du suc gastrique,
fera perdre à ce dernier une grande partie de son
acidité, et des viandes mal cuites, qui exigeaient,

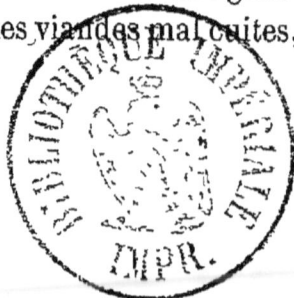

pour être dissoutes, une élaboration très-active,
se trouveront au contraire en présence d'un liquide bien moins actif qu'à l'état normal, et
nous revenons encore nécessairement ou à une
digestion incomplète ou à une sécrétion incomplète, et probablement à ces deux phénomènes.

Ce n'est pas tout encore : le sulfate de chaux,
le plus commun des sels calcaires, mélangé
dans le gros intestin avec les matières impropres à l'alimentation, est transformé en sulfure,
et dégage de l'acide sulfhydrique, qui fatigue
l'organisme par ses propriétés délétères. Enfin
le carbonate et le sulfate de chaux passent en
partie dans le sang, avec le chyle, et vont altérer
sa nature : l'économie se révolte contre ces corps
étrangers, et se fatigue à les éliminer par la voie
des sécrétions, notamment par la sécrétion uri-
naire.

Voilà les inconvénients qui peuvent résulter
de l'usage momentané d'une eau très-calcaire :
il est logique d'admettre qu'à la longue une pa-
reille eau peut produire peu à peu des maladies.
L'estomac se fatigue, le suc gastrique est modifié
dans sa composition : des dyspepsies, des gastri-
tes, des gastralgies peuvent en résulter. La digestion s'opérant mal, et sur des aliments mal pré-

parés, les intestins épuisent leur action sur des matières peu assimilables, et s'irritent à leur contact et au contact de l'acide sulfhydrique qui se produit : de là des entérites, des diarrhées. La nutrition se faisant mal, par défaut d'assimilation, le sang s'appauvrit, et cette cause peut conduire à l'anémie, même à la diathèse lymphatique. Enfin, l'économie s'efforçant d'éliminer les principes calcaires qui l'encombrent, il peut se former des dépôts de phosphate, et même de carbonate de chaux sur différents points du corps, et des calculs vésicaux.

Ce tableau peut paraître un peu chargé, et cependant l'expérience vient confirmer ces prévisions de la physiologie. Sans doute il faut tenir compte aussi des prédispositions individuelles, des climats, de l'alimentation, des autres circonstances qui peuvent influer sur la santé ; mais les faits que nous allons citer à l'appui de ce que nous avançons, n'en paraissent pas moins concluants.

Citons d'abord des remarques très-intéressantes, publiées par des médecins anglais. Ils ont constaté, dans plusieurs villes alimentées à la fois par des eaux très-calcaires et des eaux d'une composition normale, que la santé des populations faisant usage des premières était bien moins satisfaisante que celle des autres. Ces observations faites à Glascow, à Paisley, à Bolton, paraissent très-concluantes, en ce sens que dans une même ville, les autres conditions hygiéniques de température, d'humidité, de terrain, d'exposition etc. étant identiques pour tous les habitants, il faut bien attribuer au seul élément du problème qui change, l'eau, les différences dans la santé.

Les médecins des hospices d'Avignon ont fait la remarque que dans le faubourg de la ville où l'on ne boit que les eaux calcaires de la source de Vaucluse, il y a toujours eu un nombre bien plus considérable de calculeux que dans le reste de la ville, et que cette maladie est très-commune aussi dans toute la campagne, où l'on boit de ces mêmes eaux. (1)

Hippocrate avait déjà fait cette observation, et *Zimmerman* attribue à l'eau séléniteuse des puits « de causer quelquefois la pierre ou la « gravelle. pour si peu que ces eaux trouvent « dans les reins ou la vessie quelques matières vis- « queuses. » Il est évident que les calculs qui se forment sous cette influence sont constitués par

(1) Thèse d'Armand Gautier, 1862.

de l'urate, du phosphate, du carbonate ou de l'oxalate de chaux, et que la gravelle urique ne pourrait en résulter. De ces dépôts dans la vessie aux concrétions articulaires, il n'y a qu'un pas. Il a été constaté que, dans la plupart des pays où l'on boit des eaux chargées de bicarbonate de chaux, les habitants sont particulièrement sujets à des dépôts tophacés qui incrustent les articulations, et sont causes de douleurs rhumatoïdes. (1) Il ne faudrait pas confondre ces dépôts tophacés avec ceux de la goutte, qui sont constitués par de l'urate de soude : ceux-ci paraîtraient dûs à du phosphate de chaux, et se rapprocheraient par conséquent des exostoses.

Voici, à cet égard, une observation bien concluante, due à M. Dudfield, vétérinaire Anglais à Cheltenham. Dans un haras de chevaux de chasse à Cheltenham, un grand nombre d'animaux furent atteints d'exostoses, tels que éparvins, suros, formes, etc., pendant une série d'années Ces maladies se manifestaient dès le premier âge, et ne pouvaient s'expliquer par l'abus de travail, car le propriétaire de ce haras avait un trop grand nombre de chevaux pour en

(1) Société de médecine de Clermont-Ferrand.

abuser. En 1851, M. Dudfield crut reconnaître la cause de cette singulière prédisposition : en goûtant par hasard l'eau dont les chevaux faisaient usage, il reconnut une saveur fortement terreuse, et il fut conduit à penser que l'excès de sels calcaires dont cette eau était chargée, pouvait bien provoquer la formation de ces tumeurs osseuses.

L'eau, soumise à l'analyse chimique, fut reconnue contenir la proportion de matières solides suivante par litre.

Chlorure de calcium.	1 g 93
— de magnésium. . .	0 66
— de sodium.	0 88
Carbonate de chaux.	3 38
Sulfate de chaux'.	3 38
Matières organiques	0 42
Sulfate de magnésie.	0 81

M. William Hérapath. auteur de cette analyse, pense que la grande quantité de sels terreux que contient l'eau qu'il a examinée peut être la cause comme l'a préjugé M. Dudfield, des dépôts osseux dont les animaux sont affectés.

Ce résultat connu, le propriétaire du haras eut recours à des mesures prophylactiques. Les

chevaux cessèrent de faire usage de l'eau terreuse ; on leur donna soit de l'eau de pluie, soit
de l'eau provenant d'une petite hauteur située à
peu de distance de la ville, et depuis cette époque
aucun d'eux ne fut plus atteint de la maladie ;
d'où M. Dudfield se croit autorisé à conclure que
la cause de ces tumeurs était inhérente à l'usage
des boissons chargées de sels calcaires en excès.

Cette observation parait très-concluante. Il est
vrai que l'eau en question contenait une quantité énorme de sels calcaires ; mais cette composition anormale a rendu plus manifestes les effets
d'une eau de cette nature.

Mais là ne s'arrêtent pas les effets possibles
des eaux calcaires, ou eaux dures. Elles peuvent
encore produire des fièvres, des diarrhées, particulièrement lorsqu'elles contiennent aussi des
matières organiques, et nous devons faire re-
marquer qu'on en trouve presque toujours une
forte proportion dans les eaux de puits.

« Je connais une famille, dit M. Guérard (1),
dont le chef, pendant un séjour de plusieurs
années à Dieppe, où le retenaient ses fonctions,

(1) Concours pour une chaire d'hygiène. Paris,
1852.

ne put se soustraire aux désagréments de santé que lui causait l'usage des eaux calcaires fournies par les fontaines de cette ville, qu'en s'astreignant à ne les employer qu'après les avoir fait soumettre à l'ébullition. »

Du reste, cet usage de faire bouillir les eaux calcaires, avant de s'en servir pour la boisson, est très-rationnel. Le bicarbonate de chaux dissous se transforme en carbonate et se précipite. L'eau surnageante devient ainsi propre à tous les usages. Les Chinois connaissent parfaitement l'importance de cette pratique.

Nous devons mentionner encore un grave reproche que l'on a fait aux eaux fortement calcaires, celui de produire le goître, le crétinisme, et les endémies des montagnes (1) ; mais hâtons-nous d'ajouter que depuis les travaux de M. Chatin et ceux de M. Bouchardat, on a renoncé à cette manière de voir, le premier de ces savants ayant consťaté dans les eaux incriminées l'absence complète de l'iode, et le second la

(1) Mac Clelland dans les Indes, Boussingault, dans les Cordillères, M. Demortain, au Piémont, ont remarqué la coïncidence constante du goître avec des eaux fortement chargées de chaux.

présence d'une matière organique particulière,
qu'il considère comme la cause de ces affections.

Enfin, pour terminer ce qui a trait aux eaux
crues, disons que M. Guipon, dans son rapport
sur les épidémies de l'arrondissement de Laon
en 1860, a noté tout particulièrement l'emploi
exclusif des eaux de puits forés dans un sol cal-
caire, comme coïncidant avec de très-fréquentes
hypertrophies du foie, des caries dentaires et surtout des affections cancéreuse, de l'estomac, qui
sont, dit-il, si fréquentes dans ce pays, que le
vulgaire les diagnostique dès leur début

§ II. CHLORURE DE SODIUM.

Le chlorure de sodium, en petite quantité
dans l'eau, contribue à la rendre sapide, agréa-
ble à boire, en admettant qu'elle ne renferme
pas de principes anormaux, ou en proportion
anormale. De plus, ce sel a ici un rôle émi-
nemment utile, puisqu'il entre dans la constitu-
tion de tous les liquides de l'économie. Le corps
trouve donc là aussi un aliment ; mais que le
chlorure de sodium soit trop abondant, l'eau

devient saumâtre, salée, désagréable à boire ; elle ne favorise pas autant la sécrétion de la salive, elle dégoûte l'estomac, et nuit ainsi à la nutrition. Là s'arrête son action.

Nous devons dire cependant que telle n'est pas l'opinion de tous les auteurs, de quelques chimistes en particulier. Pour étudier l'action du chlorure de sodium sur le sang, on a mis une solution concentrée de ce sel en contact avec du sang, dans un verre à expérience. Au bout d'un certain temps, on a constaté la diminution des globules, et l'on a conclu prématurément que le chlorure de sodium est un fluidifiant, un dissolvant, qu'il faut donc s'abstenir de boire habituellement une eau riche en sel marin. Cette expérience, comme toutes celles de ce genre pratiquées sur les eaux minérales elles-mêmes, ne prouve absolument rien, et tant que l'on voudra conclure de la nature morte à la nature vivante, on s'exposera à des erreurs de ce genre.

« On ne peut, dit Golding Bird (1), mettre en « doute que la puissance vitale ne soit toujours « agissante pour s'opposer aux changements

(1) *De l'urine et des dépôts urinaires.* Paris, 1861.

« chimiques auxquels les structures vivantes
« sont prédestinées ; il est exact de prétendre
« que cette résistance augmentera en raison des
« propriétés vitales, ou en d'autres termes que
« les éléments de nos tissus résistent aux in-
« fluences chimiques en raison de leur vitalité. »

Si l'on songe que nous absorbons par jour
dans nos aliments environ 10 grammes de chlorure de sodium, que ce sel existe normalement
dans le sang, dans la proportion de 4 grammes
pour 1,000, peut-on raisonnablement admettre
qu'une eau qui en contient 0^{g}25 à 0^{g}30 par litre,
est dangereuse à boire, parce qu'elle est de nature à affaiblir l'organisme, et à produire l'anémie ?

Non : le seul inconvénient que présenterait
une eau trop salée, serait d'avoir une saveur
désagréable, et par conséquent de provoquer le
dégoût. Sous ce rapport, les eaux des puits de
Vichy ne sauraient donc être incriminées.

§ III. MATIÈRES ORGANIQUES.

Si presque toutes les eaux de puits sont calcaires, et, comme telles, de nature à exercer une

fâcheuse influence sur la santé, on peut dire aussi qu'il en est peu qui ne contiennent pas de matières organiques. Le puits, situé en général au centre des habitations, creusé dans un sol rempli de débris organiques de toutes sortes, recevant par infiltration des eaux qui entraînent avec elles les matières solubles qu'elles rencontrent, est soumis à toutes les causes d'insalubrité. En effet, les inconvénients attachés à la présence des produits organiques ne sont pas moins grands que ceux qui dépendent de la surabondance des sels calcaires.

On a attribué à l'influence de ces matières organiques contenues dans les eaux, certaines endémies propres à des pays particuliers ; c'est ainsi que M. Bouchardat a rendu compte du crétinisme et du goître par la présence, dans les eaux , d'une matière organique spéciale. Le *bouton d'Alep*, espèce de dartre crustacée, paraît, d'après M. Villemin, dû spécialement à l'usage de l'eau du Coïck , légèrement alcaline et riche en matières organiques. Le *bouton de Biskara* (village arabe situé près du Sahara), paraît dû également à une eau très-chargée de produits organiques.

Ce sont là des affections propres exclusivement

à certains pays, et, sans vouloir contester les assertions des savants auteurs qui ont avancé ces faits, il est permis de supposer que d'autres influences se joignent, dans les localités infestées, à celles de l'eau.

Mais on attribue partout aux eaux chargées de matières organiques une action laxative très-prononcée. Il est peu d'étrangers qui, en arrivant à Paris, ne soient dérangés par l'eau de Seine, dont la composition est normale relativement aux matières salines, mais qui contient une proportion considérable de matières organiques. Ne peut-on pas légitimement penser que bien des fois, à Vichy, on a attribué à tort des accidents de ce genre à l'action des eaux minérales? Et ne voit-on pas là un inconvénient de plus à l'usage des eaux de puits? Pour les personnes disposées aux relâchements d'entrailles cet inconvénient devient un danger.

C'est aujourd'hui l'opinion de tous les auteurs, et de M. Boudin en particulier, comme c'était autrefois celle d'Hippocrate, de Rhazès, etc., que la principale cause de l'état cachectique des populations riveraines des étangs et des marais, se trouve autant dans l'emploi de ces eaux, si riches en matières organiques, que dans l'action des miasmes eux-mêmes, et ce ne sont pas seulement les fièvres intermittentes, ce sont même les épidémies de dyssenterie que l'on a attribuées à cette influence.

De là au choléra, il n'y a qu'un pas, et il est facile de comprendre que l'usage d'une eau chargée de matières organiques en décomposition, puisse être une cause occasionnelle de cette maladie pestilentielle : il suffit de se rappeler qu'en temps d'épidémie une simple diarrhée. produite sous une influence quelconque, peut donner prise au terrible fléau, et que, dans ces circonstances, l'eau sera d'autant plus funeste que sa nocuité sera le plus souvent ignorée, et que son usage, par conséquent, ne sera pas interrompu.

A ce sujet, nous signalerons les observations qui ont été faites en Angleterre pendant l'épidémie de 1866. Londres est divisé en 37 districts : 6 districts sont approvisionnés d'eau par le Old-Fort, et chacun d'eux a été ravagé par l'épidémie ; les autres 31 districts, pendant six semaines de suite, n'ont souffert que légèrement. Plus l'observation entre dans les détails, plus le fait apparaît distinctement. Ces 37 districts sont divisés en 135 sous-districts : 21 d'entre eux

sont approvisionnés par la même eau, et tous
ont souffert six semaines de suite ; 114 sous-
districts n'ont presque pas été atteints, à l'excep-
tion de ceux où cette même eau avait pénétré
et où la mortalité s'est partiellement élevée.

Il est digne de remarque que le genre d'eau
est indiqué d'une façon aussi particulière que
le district. L'eau fatale est celle de l'East London
Company ; mais il faut distinguer. Une partie
des eaux fournies par cette Compagnie provient
des filtres de *Lea-Bridge*, et celles-là paraissent
avoir été comparativement inoffensives. Il n'en
est pas de même des autres, qui proviennent du
Old-Fort, et qui contiennent certainement des
matières organiques en quantité notable.

Dans le siècle dernier , quelques villes de
France ne possédaient pas d'eaux potables, et
leurs habitants étaient obligés de boire des eaux
de puits , souvent de qualité très-inférieure,
riches à la fois en chaux et en matières organiques : il est certain qu'à cette époque , les
populations de ces localités avaient un cachet
de souffrance et de débilitation qu'il était im-
possible de méconnaître. En 1746, alors qu'on
ne buvait à Reims que des eaux de puits de

très-mauvaise qualité, les médecins de la ville faisaient la déclaration suivante :

« Nous, docteurs et professeurs, certifions que
« nous avons toujours rencontré, dans Reims,
« une infinité de personnes attaquées de ces
« maux vulgairement appelés incurables : nous
« pensons même qu'il n'est pas de villes dans
« le royaume où l'on trouve plus de goîtres, de
« squirrhes, de cancers, d'écrouelles, de loupes,
« de mélicéris, de stéatomes, et généralement
« de toutes les maladies comprises dans la classe
« des tumeurs froides. Il est ici peu de familles
« où l'on ne trouve quelque sujet infecté du
« virus... et nous rencontrons souvent dans nos
« salles de dissection, sur des personnes mortes
« d'apoplexie ou de fièvre, le mésentère farci
« de glandes engorgées, qui préparaient des
« causes sourdes de mort dans des sujets sains
« en apparence et au dessus de tout soupçon. »

Quelques années plus tard, un legs généreux permit à la ville d'établir une prise d'eau sur la *Vesle*, et, depuis cette époque, l'état sanitaire a complétement changé.

En 1762, un médecin de Dijon, nommé Fournier, appelait l'attention sur les puits de certains

quartiers de la ville. « Ces eaux, dit-il, ont un
« goût désagréable : elles déposent un limon fi-
« landreux blanchâtre, des concrétions pier-
« reuses, un sédiment d'une odeur forte, qui
« avancent probablement leur corruption. Enfin
« elles contribuent au gonflement des glandes
« du col, dont les personnes du sexe sont atta-
« quées dans cette ville. »

Ces exemples, surtout celui emprunté à la ville
de Reims, sont bien de nature à faire ressortir
les graves inconvénients qui peuvent résulter de
l'usage habituel des eaux de puits Sans doute
celles de Vichy, quoique de très-mauvaise qualité, n'ont jamais été accusées d'engendrer
toutes ces maladies, mais il suffit que des eaux
d'une composition analogue aient été reconnues
malsaines dans bien des localités, pour que la
prudence commande de les rejeter absolument.

IV.

Conclusions.

On ne peut considérer comme potables à Vichy que les eaux de l'Allier, du Sichon, et de quelques sources.

Celles de l'Allier, distribuées partout en ville, doivent être classées parmi les meilleures eaux de France (1).

Les eaux des puits, au contraire, sont de très-mauvaise qualité.

Elles renferment une quantité énorme de sels de chaux et de matières organiques, qui les rendent mauvaises au goût, impropres à la cuisson des aliments, et dangereuses pour la santé.

L'expérience a démontré que des eaux d'une composition analogue ont donné naissance à des

(1) Il est à regretter que leur filtration laisse un peu à désirer : mais l'administration municipale fera certainement perfectionner avant peu les procédés employés.

affections d'estomac (dyspepsie, gastralgie), de foie (engorgement), de vessie (gravelle), d'intestins (diarrhée, dyssenterie), à des fièvres rebelles, pour ne parler que de maladies traitées à Vichy

Ces' eaux sont donc de nature à diminuer les bons effets du traitement minéral, et peut-être, dans certains cas, à les détruire.

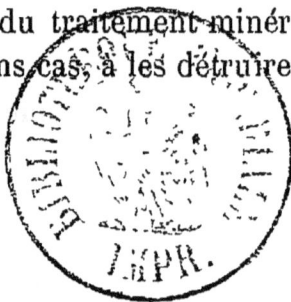

FIN.

Moulins, C. DESROSIERS, imprimeur.

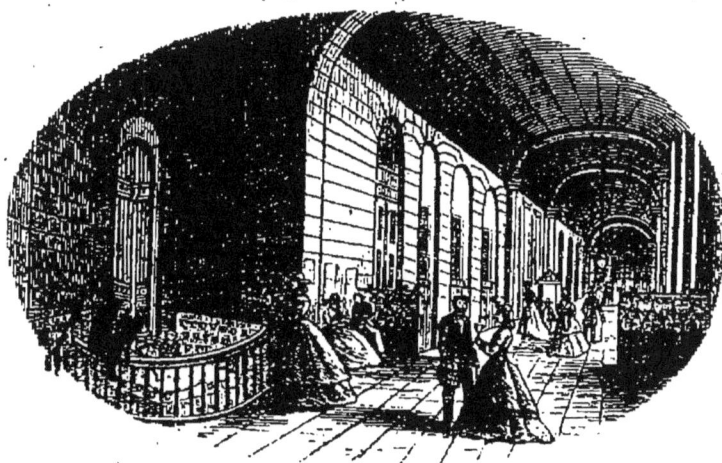

www.ingramcontent.com/pod-product-compliance
Lightning Source LLC
Chambersburg PA
CBHW071431200326
41520CB00014B/3653